AF611209

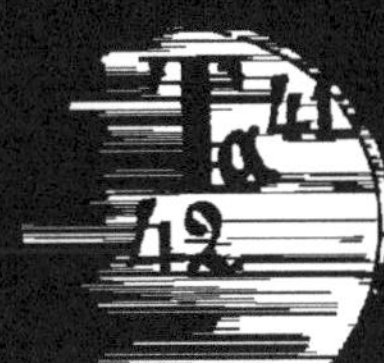

ANATOMIE DE LA CORNÉE

PAR

le Docteur G. SOUS

Médecin oculiste des bureaux de charité, Membre de la Société Médicale d'Émulation et de la Société des Sciences Physiques de Bordeaux,
de la Société Ophthalmologique d'Heidelberg,
Membre correspondant
de la Société Médico-Pratique de Paris
des Sociétés de Médecine de Marseille, Poitiers, Rouen, Neufchâtel, Lisbonne.

ÉTYMOLOGIE, COURBES, AXE

BORDEAUX
IMPRIMERIE DUVERDIER ET Cie (DURAND, DIRECTEUR)
7, rue Gouvion, 7

1876

ANATOMIE DE LA CORNÉE

ÉTYMOLOGIE, COURBES, AXE

Étymologie

Le nom de *cornée*, dérivé du latin *cornea*, a pendant longtemps désigné l'enveloppe la plus extérieure du globe oculaire, celle qui en constitue pour ainsi dire le squelette extérieur ou la charpente.

Par sa situation, cette partie de l'œil ne pouvait passer inaperçue, aussi fut-elle connue dès la plus haute antiquité.

Hippocrate la désigne tantôt sous le nom de *membrane*, μήνιγξ (*Des lieux dans l'homme*), et tantôt sous le nom de *peau transparente*, δέρμα διαφανὲς (*Des chairs*). « Une veine, dit-il, partie de la membrane du cerveau se rend à chaque œil au travers de l'os. Par ces deux veines, ce qu'il y a de plus tenu dans le glutineux est filtré hors du cerveau et de cette façon forme autour de l'œil une peau, telle qu'est ce tenu même, c'est-à-dire forme le diaphane de l'œil, ce qui est exposé à l'air, ce qui reçoit le choc des vents. »

Laissons ici de côté l'opinion d'Hippocrate prenant le nerf optique pour une veine, qui en s'épanouissant forme le globe oculaire. Pour Gaspard Bauhin (*Anatom.*, III, 41), c'est le cristallin qu'Hippocrate a voulu désigner ici sous le nom de *peau transparente*. Mais la membrane qu'Hippocrate considère comme étant transparente et en rapport avec l'air extérieur, comme formant une peau autour de l'œil, c'est-à-dire enveloppant le globe occulaire, cette membrane ne saurait être le cristallin et ne peut être que la cornée. Ce qui démontre qu'il en est ainsi, c'est le langage d'Aristote, car Aristote connaissait la cornée, et pour la décrire, il employa les mêmes expressions qu'Hippocrate. C'est, dit-il, une *peau,* δέρμα, placée au devant de la pupille (*De part, anim.* II, 13), et au livre V, 1, de la *Génération,* il dit que la peau située en avant de la pupille est transparente, διαφανὲς.

D'après Lidner (*De corneâ,* Dorpat, 1804), Callisthène, disciple d'Aristote, aurait donné une bonne description de la cornée. Les œuvres de Callisthène sont perdues depuis fort longtemps ; elles ne lui ont guère survécu. Sprengel nous apprend bien qu'il avait composé un traité d'anatomie renfermant une description fort exacte de la structure de l'œil, mais c'est tout ce que nous savons. L'opinion de Lidner n'est donc qu'une hypothèse possible, mais une hypothèse sans preuves.

Les expressions employées par Hippocrate et par Aristote démontrent que la cornée n'avait pas de nom spécial à l'époque où ils vivaient. Alors cette partie de l'œil était en quelque sorte une membrane innominée. Ce n'est qu'à partir du premier siècle qu'on trouve un nom spécial pour désigner cet organe.

Celse est le plus ancien des auteurs qui nous fasse connaître (VII, 7) que les Grecs désignaient la cornée sous le nom de κερατοειδής, mot qui veut dire : *ayant l'aspect de la corne.* Celse la désigne aussi sous le nom de *summa tunica,* et Théodore Priscien, qui vivait sous Théodose le Grand, la désigne sous le nom de *tunica prior.* (*Ad. Thimo.* I, 10.) Pline emploie souvent le mot de *pupilla* dans le sens de cornée; mais il a aussi transporté dans la langue latine l'idée grecque de la comparaison de la cornée à la corne. Il créa à cet effet le néologisme de *cornua.* La pupille, dit-il (XI, 55), est comme une fenêtre au milieu de la cornée, *mediâ in cornuâ.*

Quelle a été l'origine de cette comparaison? On a supposé que son auteur avait comparé la cornée à la corne que les anciens employaient pour leurs lanternes. Galien et Oribase sont très-explicites à cet égard.

« Les anatomistes, dit Galien, persuadés que la cornée ressemblait à de la corne, lui ont donné le nom de κερατοειδής, qui veut dire *semblable à de la corne,* et ce nom a été conservé jusqu'à nos jours. » (*De l'usage des parties*, X, 3.)

« Il vous semblera, dit Oribase, que cette partie offre une analogie étonnante avec des cornes coupées en lames minces. Pour cette raison, jugeant que le nom de κερατοειδής lui conviendrait, on l'appelait ainsi. La tunique κερατοειδής étant mince, dure et extrêmement compacte, devait donc, par une conséquence immédiate, être transparente aussi et très-apte à transmettre la lumière, à l'instar des cornes amincies et polies avec soin. »

L'étymologie donnée par Galien et reproduite par Oribase a été généralement acceptée. Cependant, longtemps avant Galien, le point de départ de cette étymologie n'était pas bien assuré. Rufus d'Ephèse, qui vivait au premier siècle, n'ose se prononcer. On l'appelle ainsi, dit-il (II, 3), ou bien à cause de sa consistance, ou bien parce que les humeurs qu'elle contient brillent au travers comme au travers d'une petite corne, ou bien parce qu'elle est composée de couches stratifiées. Dans ce dernier cas, Rufus fait dériver κερατοειδής de κτηδών, *couches,* ce qui ne paraît guère admissible.

L'origine de ce mot n'est donc pas nettement déterminée. Quel en est l'auteur?

Pour Riolan, « c'est Aristote qui a le premier de tous enseigné et couché par escrit les parties du corps et leur a donné à chacune son nom. » (*Anatomie*, liv. I, ch. 3.) Si Aristote était l'auteur du mot κερατοειδής, on le trouverait dans ses œuvres, et nous avons vu qu'il n'en est pas ainsi.

Pemplius prétend que c'est un fabricant de lanternes qui est l'inventeur de ce mot. Il ne justifie nullement son opinion, qui du reste ne soutient pas le moindre examen.

Pour moi, je suis assez enclin à croire qu'Hérophile en est l'auteur. Entre Aristote et Celse, c'est le seul anatomiste dont nous ayons connaissance, Callisthène et Erasistrate exceptés. Rufus d'Ephèse signale plusieurs noms qu'Hérophile avait donnés à certaines parties de l'œil, et l'hypothèse de le considérer comme l'auteur de ce mot me paraît admissible. L'idée de comparer la cornée à la corne rentre bien dans la manière de faire d'Hérophile, qui compara les diverses parties de l'œil à des objets vulgaires et leur donna des noms en rapport avec la comparaison qu'il avait faite.

Rufus d'Ephèse et Galien avaient donné le nom de *cornée* à toute l'enveloppe extérieure du globe oculaire. Pendant des siècles, leur description fut religieusement conservée, ainsi qu'on peut le voir dans différents ouvrages : au septième siècle, Théophile Philarète (*De corporis humani fabricâ*, IV, 19); au seizième, Gonthier d'Andernach, le maître de Vesale (*Anat. inst.*, III); Ambroise Paré (*Anatomie*, p. 173, Paris, 1571); au dix-septième, de la Framboisière (*L'estat des parties du corps humain*, p. 10); du Laurent (*Oper. anatom.*, p. 615, Hanoviæ, 1601); Palfin (*Anat.*, II, 265, Paris, 1726).

Cependant, désigner l'enveloppe du globe oculaire sous un seul nom, c'était s'exposer à des méprises. La simple observation ne pouvait manquer de faire apercevoir que cette enveloppe revêtait des apparences diverses suivant qu'on l'examinait en avant ou en arrière. En avant, elle est transparente; en arrière, elle est opaque. On sentit donc la nécessité d'établir une distinction. Elle fut faite au neuvième siècle par Ali Ben Isa, qui décrivit séparément le *stratum durum*, la sclérotique, et le *stratum corneum*, la cornée. Au dixième siècle, Haly Ben Abbas en fit autant.

Il semble que cette distinction, dictée par la simple observation, aurait dû être généralement acceptée. Elle ne le fut que par les médecins arabes. Les anciens errements furent généralement continués.

Au dix-septième siècle surgit une nouvelle expression qui ne tarda pas à être abandonnée, probablement parce qu'appliquée à des organes différents, elle ne servait qu'à augmenter la confusion. La cornée reçut alors le nom de membrane *consolidative*. Scheiner employa cette expression en 1619 : *Consolidativa opaca suâ portione posteriore, perspicua anteriore*. Tandis que quelques auteurs acceptaient cette définition, d'autres donnaient le nom de *consolidative* à la conjonctive, la conjonctive étant pour eux la membrane qui consolidait l'œil dans l'orbite.

Cette expression n'eut pas de succès, et l'on revint à la première, en distinguant, comme les Arabes, deux cornées, l'une transparente, la cornée proprement dite, et l'autre, cornée opaque ou sclérotique. Cette distinction fut enseignée en France, dès le quatorzième siècle, par Valescus de Taranta, qui était professeur à Montpellier. L'autorité qu'avaient alors Valescus et l'École de Montpellier, la firent généralement adopter en France, aussi la trouve-t-on dans presque tous les traités d'anatomie publiés dans notre pays, et même dans les traités les plus élémentaires, tel que celui de Gelée. « Cette diversité de substances, dit Gelée, a induit quelques-uns à mettre deux cornées, d'appeler la partie antérieure *cornée*, et celle de derrière *sclerotica*, c'est-à-dire dure. » (*Anat. franç.*, Dieppe, 1623.)

Cépendant, s'il y avait des professeurs qui acceptaient la classification des Arabes, il y en a d'autres qui la rejetaient complètement.

Ali Ben Isa et après lui les Arabes avaient désigné la sclérotique sous le nom de *stratum durum*. Pour reproduire l'idée des Arabes, on créa l'expression de *sclérotique*, du grec σκληρὸς, qui veut dire *dur*. Mais l'idée des Arabes fut bien vite perdue de vue, et le nom de *tunica dura* ou de *sclérotique* fut donné à toute l'enveloppe extérieure du globe oculaire, ainsi qu'on peut le voir dans l'*Anatomie* de Spigel (X, 9, Amsterdam, 1645) et dans celle de Winslow. Pour ce dernier, les mots *cornée* et *sclérotique* étaient synonymes. « La sclérotique ou cornée, dit-il, c'est la plus externe, la plus épaisse et la plus forte de toutes les membranes ou tuniques du globe de l'œil. Elle renferme toutes les autres parties dont ce globe est composé. » (III, 493, Paris, 1766.)

Au seizième siècle, Fallope émit l'opinion que la cornée et la sclérotique formaient deux membranes distinctes. Il déclara n'avoir pu se persuader que la cornée fût une partie de la sclérotique. Cette opinion ne trouva que des contradicteurs. Pour J. Casserius, la sclérotique ne diffère pas de la cornée, et en réalité ne doit pas en être distinguée. (*De quinq. sensibus*, V, 22, 23, Venise, 1609.) Jules Casserius reconnaît bien que ceux qui séparent la sclérotique de la cornée ont la logique pour eux, car ces deux parties ont un aspect différent; mais il était trop partisan d'Aristote et de Galien pour accepter l'opinion des

Arabes et de Fallope. Bauhin, considérant que la cornée et la sclérotique sont continues et inséparables, déclare ne pas les regarder comme formant deux membranes distinctes. (*Theatr. anat.*, III, 38.)

Pour Riolan, comme la cornée et la sclérotique sont continues et de même structure, c'est à tort qu'on y voit deux membranes distinctes. « Ce changement de substance, dit-il, a obligé quelques anatomistes à faire de cette membrane deux différentes tuniques, à qui ils ont même donné des noms différents, celuy de *cornée* à la partie de devant et celuy de *sclérotique* à celle de derrière. Mais cette division est impertinente, parce qu'en effet ce n'est qu'une même tunique, continuée sur tout le rond de l'œil, qu'on ne peut séparer en deux, quelque exact qu'on y puisse estre. » (*Œuvres anatomiques*, traduites par Constant, I, 627, Paris, 1629.)

De la Charrière, qui se faisait une fausse idée des motifs qui avaient conduit les auteurs à distinguer la cornée de la sclérotique, trouve qu'il est ridicule d'admettre cette distinction. « Il y a, dit-il, des anatomistes qui divisent la sclérotique ou cornée en deux membranes différentes, par rapport à l'inégalité de son étendue ; mais comme le plus ou moins d'épaisseur ne change point la nature de cette membrane, il est ridicule de multiplier les parties sans nécessité. » (*Nouvelle anatomie de la tête*, p. 274, Paris, 1703.)

Enfin Zinn, dont les travaux eurent tant d'importance, déclare que ses propres observations ne lui permettent pas d'abandonner l'opinion des anciens, pour accepter ce qu'il appelle l'opinion française.

Les savants étaient divisés. Pour les uns, *cornée* et *sclérotique* étaient des mots synonymes ; pour les autres, il fallait établir une distinction entre ces parties de l'œil.

Enfin, il y en avait pour lesquels cette distinction était impertinente, ridicule, inutile, non justifiée par l'observation.

Les choses étaient en cet état, lorsqu'en 1709, Brisseau reprit l'opinion de Fallope. « La cornée, dit-il, que quelques autheurs confondent mal à propos avec la sclérotide, nommant l'une *cornée transparente* et l'autre *cornée opaque,* en est tout à fait séparée et par sa structure et par son usage. » (*Traité de la cataracte,* p. 9, Paris, 1709.)

L'opinion de Brisseau fut acceptée par Mauchart et professée par Dionis. « Il est plus raisonnable, dit Dionis, d'en faire deux membranes distinctes, puisqu'elles sont de différente nature. » (*Anatomie*, p. 571, Paris, 1729.)

Néanmoins, cette opinion, qui ne devait pas tarder à être acceptée, fut aussitôt combattue par Maître-Jan. « La cornée est opaque par derrière, polie et transparente par devant, d'où vient que quelques anatomistes la divisent en sa partie transparente qu'ils appellent *cornée,* et en sa partie opaque qu'ils nomment *sclérotique* ou *dure,* mais je ne la reconnais ici que pour une seule et même membrane. » (*Mal. de l'œil*, p. 14, Paris, 1740.) Palfin donne aussi le nom de cornée à toute l'enveloppe extérieure du globe. (*Anat.*, I, 383, Paris, 1734.)

Malgré ces affirmations contradictoires, on eut l'habitude, en France, de décrire deux cornées, l'une transparente et l'autre opaque. Demours, Sabatier, Bichat, Meckel, etc., combattirent cet usage et finirent par en triompher. Cependant, tout en rendant hommage aux travaux de ces savants, je dois reconnaître que Bourdon me paraît être le premier qui supprima les noms de *cornée opaque* et de *cornée transparente.* Dans un ouvrage qui passa presque inaperçu, Bourdon décrivit à part, comme deux membranes distinctes, la cornée et la sclérotique, qu'il appelle *sclérotique*. (*Nouvelle description anatomique*, p. 215, Lyon, 1645.)

Aujourd'hui, l'enveloppe extérieure du globe oculaire, qui autrefois n'avait qu'un seul nom, tantôt celui de *cornée*, et tantôt celui de *sclérotique* est décrite sous deux noms différents, la partie opaque sous le nom de *sclérotique* et la partie transparente sous le nom de *cornée*, et le nom de *cornée opaque* est devenu complètement inusité.

Courbes. Face antérieure

La face antérieure ou externe de la cornée est en grande partie en contact avec l'air extérieur quand les paupières sont écartées, et avec la muqueuse palpébrale quand elles sont rapprochées. Cette face est convexe et polie. Cette convexité a toujours été attribuée à la révolution d'une courbe, mais les opinions divergent quand il faut spécifier la nature de cette génératrice. Toutes les sections coniques, cercle, ellipse, parabole et hyperbole ont été mentionnées.

CERCLE. — La cornée est-elle engendrée par la révolution d'un cercle, et, par suite, constitue-t-elle un segment de sphère ?

La forme sphérique de la cornée est la plus ancienne des opinions émises. Pendant des siècles, elle a été généralement admise, aussi la trouve-t-on signalée dans presque tous les traités qui se sont occupés de l'anatomie de l'œil.

Le plus ancien des auteurs que j'ai trouvé ayant signalé la forme sphérique de la cornée, est Alhazen, qui vivait au douzième siècle. La surface de la cornée, dit-il, est sphérique. (*Opticæ thesaurus*. Basil, 1572).

Au dix-septième siècle, nous trouvons Aguilon *(Optica*, 1613) et Képler (*ad Viitllionem*, 1614) qui, tous deux, déclarent que la cornée représente un segment d'une petite sphère ajouté au segment d'une sphère plus grande.

Ce sont les opinions de ces trois auteurs qui pendant fort longtemps seront généralement acceptées.

Pour démontrer que la cornée est un segment de sphère, Scheiner, Petit et M. Sappey ont donné des démonstrations qu'il importe d'examiner.

En 1752, dans son ouvrage intitulé : *Oculus hoc est fondamentum opticum*, Scheiner institua l'expérience suivante : Une personne était placée en face d'une croisée, et à côté de cette personne, Scheiner mettait une sphère en verre et se plaçait en face de la personne, entre elle et la croisée, de manière à pouvoir examiner l'image de la fenêtre soit sur la cornée de la personne, soit sur la sphère de verre. Scheiner se plaçait de façon à ce que son œil observateur fût à égale distance de l'œil observé et de la sphère de verre, et quand il obtenait deux images égales, il en concluait : 1° que la cornée était sphérique ; 2° que la cornée avait le même rayon de courbure que celui de la sphère de verre qu'il employait.

Ce procédé ne suffit pas pour démontrer que la cornée est sphérique. En supposant que l'œil observateur fût placé à une distance mathématiquement égale de la cornée observée et de la sphère de verre, il faudrait aussi que la fenêtre fût à égale distance des images observées. Et ensuite, à un simple coup d'œil à distance, il est difficile de bien apprécier si les deux images observées ont bien la même étendue. Le procédé de Scheiner ne suffit donc pas pour établir une démonstration à l'abri de toute critique.

Petit faisait congeler des yeux, les plaçait sur une cupule et ensuite procédait ainsi : « J'ai fait faire de petites plaques de cuivre, j'ai fait tailler à leurs extrémités des arcs de cercle de différents diamètres. Je pose ces arcs de cercle sur la cornée, celui qui paraît la toucher dans tous ses points marque la convexité de la cornée. J'ai connu par ce moyen que la cornée des yeux d'hommes fait une portion de sphère qui a sept lignes, jusqu'à sept lignes et demie de diamètre. » (*Mémoire sur les yeux gelés. Académie royale des Sciences*, 1728. Planque, *Bibliothèque choisie de médecine*, t. VIII, p. 431.)

Le procédé de Petit n'a rien de précis, c'est un à peu près. L'arc du cercle de cuivre qui *paraît* s'adapter le mieux à la courbe de la cornée lui suffit pour base de sa démonstration. Enfin, en congelant les yeux, Petit déformait les courbes de l'œil, de sorte que les résultats qu'il devait obtenir étaient à l'avance frappés de nullité. « Je crois inutile, dit Chossat, d'insister sur l'imperfection de ce procédé. »

M. Sappey s'exprime en ces termes sur la manière dont il a procédé : « J'ai pris le moule de la cornée en versant entre les paupières de la cire fondue, puis j'ai divisé ce moule transversalement, et après avoir appliqué le plan de cette coupe sur une feuille de papier, j'ai dessiné la courbure avec la pointe d'un crayon. Réunissant ensuite les deux extrémités de cet arc par une ligne droite qui en représentait la corde, et élevant sur la partie moyenne de cette corde une perpendiculaire qui représentait l'un des diamètres infiniment prolongés, j'ai cherché par voie de tâtonnement le cercle dont la courbe obtenue faisait partie. Le diamètre de ce cercle a varié dans les différentes mesures que j'ai prises de 13 millimètres et demi à 14,5. Sa longueur moyenne est donc de 14 millimètres, ce qui donne pour le rayon de courbure de la face antérieure de la cornée 7 millimètres. Je dois ajouter toutefois que ce rayon de courbure est surtout celui de la partie centrale de cette face. » Et M. Sappey termine par ces mots : « Je pense donc que l'opinion des anciens est la plus exacte ; la cornée est un segment de sphère. »

Le moyen employé par M. Sappey ne lève pas tous les doutes. Au lieu de procéder, comme il dit, par voie de tâtonnement, pour obtenir le centre du cercle qu'il avait obtenu, il pouvait avoir directement ce résultat, en songeant à ce théorème de géométrie que, par trois points non en ligne droite, on peut toujours faire passer une circonférence. M. Sappey reconnaît que la courbe qu'il a obtenue n'appartient pas au même rayon d'une même circonférence, dès lors il faut en conclure que la section qu'il a obtenue n'était pas celle d'un cercle. La courbe de la cornée n'appartient donc pas à ce genre de section conique.

Pour nous résumer, nous dirons qu'il n'existe aucune démonstration mathématique que la surface antérieure de la cornée soit engendrée par la révolution d'un cercle. Petit et M. Sappey reconnaissent que les bords de la cornée n'ont pas le même rayon de courbure que le centre ; or, une surface dont tous les points ne sont pas équidistants d'un même point, ne saurait être la surface d'une sphère.

Hyperbole. — En 1810, Gerson signala la forme hyperbolique (*De formâ corneæ oculi humani*, p. 21, Götting.) Chossat prétendit que chez l'éléphant la cornée était hyperbolique. Demours admit qu'il en était de même chez l'homme : « On dit ordinairement que la cornée est un segment de sphère, mais si on examine un œil de côté, on remarquera qu'elle est un peu aplatie latéralement. La cornée est un segment, non d'une sphère, mais d'un sphéroïde, tel que la section perpendiculaire à la corde du segment serait une ligne hyperbolique. Cette forme hyperbolique de la cornée lui procure sans doute des avantages qu'elle n'aurait pas si elle était simplement un segment de sphère. Elle sert vraisemblablement à faire parvenir, sur l'organe immédiat de la vue, les rayons de lumière qui tombent très-obliquement sur la cornée, ou à y réunir plus exactement ceux de ces rayons qui ont différents degrés de réfrangibilité. En effet, Newton a démontré que la forme hyperbolique était la plus propre pour réunir en un seul point tous les rayons qui jouissent d'une réfrangibilité différente. D'après cet illustre physicien, si l'on pouvait parvenir à donner à un verre une forme parfaitement hyperbolique, ce qui est impossible, ce verre pourrait réunir en un seul point les différentes espèces de rayons de lumière, ce que ne font point les verres sphériques convexes. Ce qui rend certain que la forme hyperbolique de la cornée a quelque utilité, c'est que rien n'a été fait au hasard, et l'auteur de la nature a donné à toutes les parties des corps organisés la forme la plus convenable pour s'acquitter des fonctions auxquelles il les a destinées. » (*Maladies des yeux*, t. I, p. 47, Paris, 1818.)

L'opinion de Demours n'a pas trouvé de partisans. Ces lignes que je viens de transcrire démontrent que leur auteur était guidé par des vues théoriques plutôt que par des mensurations sérieuses. Les avantages que Demours attribuait à la forme hyperbolique étaient déjà controversés quand il écrivit son traité. En effet, en 1797, Brisson, en parlant des lentilles, disait : « La courbure parabolique ou hyperbolique serait plus propre à réunir les rayons; mais elle serait trop difficile à obtenir; encore avec elle ne réussirait-on pas, puisque tous les rayons de lumière ne sont pas également réfrangibles. » (*Traité de physique*, p. 254.)

Ellipse. — En 1810, Gerson déclara que la cornée n'était pas sphérique; il pensait qu'elle pouvait être elliptique. Cependant, il ne s'arrêta pas à cette idée et crut trouver dans la cornée les éléments d'une courbe du quatrième degré. Gerson avait procédé comme Petit, employant des disques de cuivre de différents rayons.

En 1819, Chossat signala que la cornée du bœuf était ellipsoïde. « Ayant fixé un mégascope au volet d'une chambre obscure, je plaçai, dit-il, au dehors de celle-ci, au devant de l'objectif, les parties que je voulais dessiner, j'en recevais l'image sur une glace dépolie et je suivais avec un crayon les contours de cette image, en m'appliquant à rendre aussi délié que possible le trait de dessin que je traçais. Sur ce dessin, j'en calquais un autre sur lequel j'exécutais les opérations graphiques propres à déterminer la nature de la courbe obtenue... Pour prendre le dessin de la cornée, je place l'œil entier de l'animal dans un petit godet qui embrasse une assez grande partie de sa surface postérieure. Je place ce godet au fond d'une cuve pleine d'eau dont les parois sont des glaces parallèles et je dispose le tout au devant du mégascope. L'eau, dans cette expérience, en privant l'œil d'une partie de son poids, est destinée à prévenir toute l'influence déformatrice que ce poids pourrait avoir; mais aussi, pour que la pression de cette eau ne devienne point elle-même une cause de déformation, il faut, comme dans l'état de vie, que l'œil soit assez gonflé pour résister à tout affaissement, et comme c tte condition ne se trouve observée que tant qu'il est encore très-frais, j'ai toujours eu la précaution de choisir pour mes expériences les yeux d'animaux tués depuis deux ou trois heures seulement. » Après avoir indiqué les calculs auxquels il s'est livré, Chossat conclut : « La cornée du bœuf est un segment d'ellipsoïde. Cet ellipsoïde est de révolution autour du grand axe de l'ellipse qui représente la section horizontale de la cornée. » (*Sur la courbure des milieux réfringents de l'œil de bœuf. Annales de physique et de chimie*, 1819, p. 339, 342, 366.)

J'aurais dû passer sous silence l'opinion de Chossat, puisque ses expériences et ses conclusions n'ont trait qu'à l'œil de bœuf. Si je l'ai reproduite, c'est que divers traités modernes de physiologie en parlent, celui de M. Longet, par exemple. Seulement ces traités en parlent comme s'il s'agissait de l'œil de l'homme.

En 1845, Sturm fit connaître sa théorie sur l'accommodation basée sur les surfaces gauches des milieux réfringents, et la même année, Forbes renouvela en partie l'opinion de Chossat. « Pendant que la surface de la cornée est engendrée par la révolution d'une ellipse autour de son grand axe, parallèle aux rayons incidents et par conséquent aplanétique pour les rayons parallèles, les surfaces du cristallin sont produites par la révolution d'une ellipse sur son petit axe. » (*Comptes-rendus de l'Académie des Sciences*, t. XX, p. 61.)

L'année suivante, en 1846, Senff, en mesurant sur le vivant les rayons de courbure, à l'aide des diamètres de l'image fournis par la cornée, remarqua que le diamètre des images n'est pas le même suivant qu'on les examine dans le plan vertical ou dans le plan horizontal, et la différence de longueur des rayons calculés le conduisit à admettre que la cornée était elliptique.

En suivant ce même procédé, mais en employant son ophthalmomètre, instrument qui conduisait à une grande précision, Helmholtz démontra que la courbe de la cornée était engendrée par une ellipse à deux axes inégaux.

Knapp répéta les expériences d'Helmholtz et pratiqua plusieurs mensurations à l'aide de l'ophthalmomètre. « De

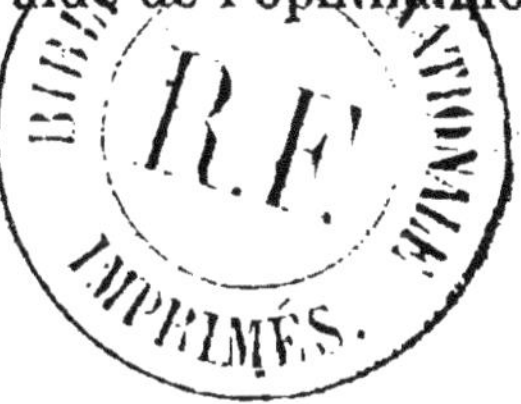

ces mesures, dit-il, j'ai pu déduire que la surface extérieure de la cornée n'est pas un segment de sphère, comme on l'admettait auparavant, ni un ellipsoïde de révolution comme l'avait supposé M. Helmholtz, qui n'avait pris ses mesures que dans le méridien horizontal, mais qu'elle doit être regardée comme la calotte d'un ellipsoïde à trois axes. » *(Congrès d'ophthalmologie*, p. 38. Session de 1862.)

Depuis les travaux de Knapp, l'opinion générale est que la cornée est un ellipsoïde à trois axes. Hugo Gerold, Stellwag von Carion, Donders, etc., ont accepté cette opinion qui repose sur des mensurations sérieuses, et qui est confirmée par la physiologie et par la pathologie. Cependant, pour M. Sappey, « cette membrane ne saurait être considérée avec Herschel et M. Chossat, comme segment d'ellipsoïde pris sur le grand axe, car un segment de cette nature ne peut être concave et circulaire sur une de ses faces qu'à une seule condition : c'est que la face concave sera plus petite que la face opposée. Or, telle n'est pas la disposition que nous présente la cornée ; ici la face convexe est au contraire la plus petite, et la face concave la plus grande. »

Quelques mots sur les observations de M. Sappey. Chossat ne s'est occupé que de l'œil du bœuf et n'avait nullement la prétention d'appliquer ses conclusions à la conformation de l'œil humain. On n'a point prétendu que la cornée fût dans son ensemble un ellipsoïde, on n'a attribué cette forme qu'à la face antérieure seulement. Enfin, M. Sappey, pour admettre que la face concave serait plus petite que la face convexe, suppose que la section serait faite par un plan perpendiculaire au grand axe de l'ellipse. Or, supposition pour supposition, on peut donner au plan sécant une autre position, position qui fera que deux ellipses dont les grands axes coïncident, seront coupés de façon à ce que la face convexe soit la plus petite; pour cela, au lieu de supposer le plan sécant perpendiculaire à l'axe, comme le fait M. Sappey, il n'y a qu'à le supposer parallèle à cet axe.

Les objections de M. Sappey ne permettent donc pas de rejeter l'opinion de Knapp, qui admet que la face antérieure de la cornée constitue un ellipsoïde à trois axes inégaux. Cette donnée de Knapp, nous l'aurions examinée plus en détail si nous avions pu nous procurer le travail que cet auteur a publié à Heidelberg, en 1860, sur les courbes de la cornée.

Face postérieure

La face postérieure ou interne de la cornée est concave. Limitant en avant la chambre antérieure, elle est en rapport avec l'humeur aqueuse et a une plus grande étendue que la face antérieure.

Quelle est la génératrice de cette face postérieure? D'après Scheiner, c'est un cercle, car il admet que la face antérieure est sphérique, et il dit que la face concave ne diffère en rien de la face convexe, au point de vue de la forme, parce que les deux faces sont équidistantes. Bowmann partage aussi cet avis. « Les deux faces de la cornée sont, dit-il, exactement parallèles, c'est-à-dire que les points correspondants sont équidistants et que la cornée a partout la même épaisseur. » (*Ann. d'oculistique*, XXIX, 234.)

En 1763, Lentfrinck fit une restriction à l'opinion de Scheiner. Il admit que les deux faces de la cornée étaient sphériques, mais il ajoutait que ces deux faces n'étaient pas exactement les segments d'une même sphère. (*De fabricâ oculi*, Leyde.)

En 1825, Meckel professa l'opinion de Scheiner. « Toujours, dit-il, la face postérieure décrit une concavité qui correspond parfaitement à la convexité de la face antérieure. » (*Manuel d'anatomie,* III, 223.)

L'opinion de Scheiner et de ceux qui l'ont suivi, est fondée sur l'égalité de l'épaisseur de la cornée. Mais cette épaisseur varie suivant les âges et suivant la plus ou moins grande quantité d'eau contenue dans cet organe. Ce qui m'étonne, c'est de voir Meckel accepter cette opinion, lui qui déclare que l'épaisseur de la cornée est variable, suivant qu'on l'examine au centre ou sur les bords. L'inégalité d'épaisseur de la cornée chez un même individu est la meilleure réfutation de Scheiner. De cette inégalité découle forcément la conclusion que la courbe génératrice de la face postérieure n'est pas de même nature que celle de la face antérieure.

D'après Krause, la surface postérieure serait engendrée par une parabole. « Je n'ai pu, dit Helmholtz, quelque peine que je me sois donnée, déterminer sur l'œil vivant la forme de cette surface. Krause a prétendu qu'elle était parabolique, tandis que l'antérieure avait une forme circulaire; mais non-seulement il fit ses expériences sur des yeux ouverts, mais encore les chiffres qu'il indique ne s'accordent pas avec ces indications. Je n'ai pu observer l'image reflétée par cette surface et mes essais d'obtenir par la réflexion de la lumière polarisée des données propres à m'éclairer à ce sujet n'ont pas réussi davantage. » (*Ann. d'oculist.*, XXXV, 213.)

La génératrice de cette surface est inconnue, aussi MM. Sée et Cruveilhier disent-ils avec raison que « la courbure n'a pas encore été déterminée avec précision. » (*Anatomie*, II, 626.)

Variations de courbure

En décrivant la face antérieure de la cornée, je me suis occupé de la courbure de cette face au point de vue de sa génératrice. Étudions maintenant les variations que peut présenter cette courbe, en l'absence d'état pathologique. L'âge, le sexe, les races, l'état de l'atmosphère, la réfraction dynamique et la réfraction statique, telles sont, à ma connaissance, les causes qui ont été signalées comme exerçant une influence sur la courbure de la cornée.

Age. — On a longtemps admis qu'avec l'âge, la cornée s'aplatissait, ce qui devenait une cause de presbytie.

« Les enfants nouveau-nés, dit Regnault, ont beaucoup moins d'humeur aqueuse que les adultes, eu égard à la grandeur des yeux, et ils ont la cornée beaucoup moins tendue. La cornée est moins tendue, parce que l'humeur aqueuse, qui est en trop petite quantité, n'a point assez poussé la cornée en dehors. » (*Entretiens physiques*, t. III, p. 80, Paris, 1732.)

Pour cet auteur, la cornée du nouveau-né est très-plate; c'est en effet la sensation qu'elle produit à cause de la petite dimension de la chambre intérieure.

En 1816, Clemens admit que la convexité de la cornée variait suivant les âges. La convexité de la cornée du nouveau-né, n'est pas, dit-il, la même que celle de l'adulte; et chez les vieillards, cette convexité diminue. (*Tunicæ corneæ*, p. 14, Gottingue.)

« L'âge, dit Deval, exerce une influence puissante sur la densité de cette tunique (cornée), plus aplatie et dont le tissu est plus serré et plus sec dans la vieillesse que dans les autres périodes de la vie, et surtout dans le premier âge. » (*Chirurgie oculaire*, p. 12, Paris, 1844.)

Il ne serait pas difficile de multiplier les citations tendant à démontrer que, pendant fort longtemps, la cornée fut considérée comme s'aplatissant avec l'âge et donnant ainsi naissance à la presbytie. Il est inutile de réfuter aujourd'hui cette opinion, car on sait que la presbytie ne dépend pas de la courbure de la cornée; la presbytie n'est autre chose que la sénilité de la puissance accommodative de l'œil.

Schmidt admet que la convexité de la cornée s'accroît proportionnellement avec le développement du corps, cette convexité atteignant son maximum à l'époque de la puberté. (*Ueber die Hyperkeratosis,* Erlangen, 1830.)

Cette opinion avait été émise par Bose. (*De morbis corneæ,* p. 11, Leipsick, 1757.)

Pour Rognetta, la cornée « varie surtout suivant les âges. Chez le fœtus, elle est très-convexe. Jusqu'à l'âge de la puberté, sa convexité est progressive, puis elle reste stationnaire, et enfin elle s'aplatit dans la vieillesse. » (*Loc. cit.*, p. 400.)

Pour M. Donders, le rayon de courbure va graduellement en diminuant, au fur et à mesure que l'âge augmente, c'est ce qui résulte clairement des chiffres qu'il a obtenus en mesurant le rayon de courbure de la cornée à des âges différents. Voici ces chiffres (*Annales d'oculistique*, t. LIII, p. 102) :

	Hommes	Femmes
Au-dessous de 20 ans..............	7,932	7,720
Au-dessous de 40 ans..............	7,882	7,799
Au-dessus de 40 ans..............	7,819	7,799
Au-dessus de 60 ans..............	7,809	7,607

Ces chiffres, qui représentent la dimension du rayon de courbure de la cornée, au centre ou dans le voisinage de ce centre, démontrent clairement qu'avec l'âge la courbure de la cornée ne va pas en s'aplatissant, parce que, s'il en était ainsi, le rayon de courbure devrait aller en augmentant et non en diminuant.

L'aplatissement de la cornée, chez le vieillard, est donc une illusion d'optique, produite d'une part par la diminution de capacité de la chambre antérieure, à cause du refoulement de l'iris en avant, et d'autre part par le gérontonxon.

Sexe. — En 1804, Lidner dit que la cornée lui a paru plus mince, plus plate et moins brillante chez la femme que chez l'homme. *Mihi cornea fœminæ tenuior, planior, minus splendens viris videtur.*

Pour Donders, le rayon de la cornée, ainsi que l'œil tout entier, est un peu plus petit chez les femmes que chez les hommes. C'est du reste ce que prouvent les chiffres que nous avons cités en nous occupant de l'âge. La moyenne obtenue par Donders a été 7,850 chez les hommes et 7,789 chez les femmes.

La cornée est donc plus convexe chez la femme que chez l'homme, et, de plus, la variation de courbure ne suit pas la même marche dans les deux sexes.

Par les chiffres de Donders que nous avons donnés en nous occupant de l'âge, on voit que chez les femmes le rayon de courbure ne subit aucune modification vers l'âge de quarante ans. C'est peut-être à cet état stationnaire de l'œil chez la femme qu'il faut rattacher cette absence de besoin de prendre des lunettes à cet âge, car la presbytie est plus tardive chez la femme que chez l'homme.

Races. — Peu de renseignements ont été fournis sur la courbe de la cornée, suivant les races. Voici les données que j'ai trouvées. Je me borne à les résumer.

Angely prétend que chez les Éthiopiens la cornée est moins convexe que chez les Européens. (*De oculo*, Erlangen, 1803.)

Sachs dit que la cornée lui parut plus convexe chez deux Albinos. Cependant, il ajoute que son examen, ayant été fait au coup d'œil et sans le secours d'aucun instrument, ne lui permet pas d'être affirmatif. (*Historia naturalis duorum leucœthiopum*, Erlangen, 1812.)

« La cornée des indigènes d'Afrique est très-bombée, dit Furnari, ce qui ne les empêche pas de voir de très-loin et de n'être presque jamais myopes. » (*Voyage médical dans l'Afrique septentrionale,* p. 34, Paris, 1845.)

État de l'atmosphère. — Depuis longtemps, on sait que l'état de l'atmosphère exerce une grande influence sur la perspective aérienne. Dès le second siècle, Ptolémée avait attribué ce phénomène à la réfraction des rayons lumineux par les vapeurs terrestres. « C'est surtout, dit Helmholtz, lorsque l'air présente une transparence bien plus grande ou bien moindre que de coutume, que nous pouvons facilement constater l'influence exercée sur notre jugement par la perspective aérienne. Dans le premier cas, les chaînes de montagnes éloignées paraissent bien plus rapprochées et plus petites qu'à l'état ordinaire; dans le second, elles paraissent bien plus grandes et plus éloignées. C'est sur cette circonstance que repose une illusion à laquelle l'habitant de la plaine n'échappe pas quand il arrive dans un pays de montagnes. En plaine, et surtout dans le voisinage des grandes nappes d'eau, l'air est ordinairement trouble, tandis que, dans les pays des montagnes, il présente ordinairement une transparence extrême. » (*Optique physiologique,* p. 799.) Le même phénomène est mentionné par Longet et attribué aux mêmes causes. (*Physiologie,* II, p. 842.)

Lecat avait observé lui-même ce phénomène. « L'hiver dernier, dit-il, j'étais à la campagne, il avait fait, la nuit, une forte gelée et un peu de neige. Le matin, en sortant de la chambre, tous les objets me parurent sensiblement plus petits qu'ils ne m'avaient paru la veille, j'en fus étonné; mais en réfléchissant sur cet effet, je me rappelai que longtemps auparavant, dans les temps secs et sereins, j'avais souvent été frappé de voir les objets avec une précision où je sentais, confusément, qu'il y avait quelque chose de plus que de la précision. » (*Traité des sens*, p. 253, Amsterdam, 1744.) Pour expliquer ce phénomène, Lecat admit que les yeux frappés par le froid éprouvent une forte contraction. « L'œil, dit-il, est donc plus petit, plus convexe, il reçoit donc un angle direct plus petit, une image moins grande. »

Deshais Gendron reproduisit les opinions de Lecat et ses conclusions. (*Maladies des yeux*, t. I., p. 130, Paris, 1770.) Haller combattit cette opinion, en disant qu'il ne croyait pas à l'influence du froid sur la grandeur des images. (*Physiologie*, XVI, 29.)

Plenck décrit une variété d'affaissement de la cornée, sous le nom de *rutidosis* ou de rides de la cornée. *Rutidosis a deficiente humore aqueo, ut a magnâ siccitate aeris observatur*. (*Doctrina de morbis oculorum*, 2e édit., p. 105, Vienne, 1783.) Olbers reproduit cette opinion en citant Plenck. (*De oculi mutationibus internis*, p. 30, Gotting, 1780.)

Dans un travail publié en 1847, sur l'insuffisance de l'humeur aqueuse, M. Bouisson vint rajeunir l'opinion de Plenck qui paraissait complètement oubliée. « L'humeur aqueuse diminue chez le vieillard, dit-il, et contribue à la presbytie. Diverses influences font varier temporairement sa quantité sur un même sujet, suivant les circonstances dans lesquelles il se trouve. Une légère stase sanguine vers la tête favorise son augmentation, ce qui s'observe quelquefois après le sommeil, après des lectures prolongées; le larmoiement facilite aussi son accumulation et la distension de la cornée. On observe encore des effets analogues dans les temps humides. Les conditions inverses amènent un résultat contraire; dans les temps secs, la cornée est moins bombée par suite d'une évaporation plus rapide de la portion d'humeur aqueuse qui imbibe cette membrane et disparaît avec les larmes à la face antérieure de l'œil. » (*Annales d'oculistique*, t. XVIII, p. 64.)

Toutes ces opinions reposent sur des hypothèses et n'ont été l'objet d'aucune démonstration. Que le froid resserre les tissus d'une manière générale, que l'évaporation des liquides soit plus facile dans un milieu sec, cela n'est point contesté. Reste maintenant l'application de l'œil.

Si l'influence de l'atmosphère s'exerçait d'une façon incessante sur le globe oculaire, l'œil serait le plus imparfait de nos organes, les illusions d'optique seraient permanentes et varieraient à chaque instant. Notre œil serait comme une lunette dont le tirage serait sans cesse en mouvement. L'humeur aqueuse s'élimine bien au travers de la cornée, mais de cette élimination physiologique, il ne résulte pas nécessairement que la cornée doive s'affaisser; parce qu'en admettant une élimination plus rapide, rien n'empêche d'admettre une augmentation dans la production, augmentation telle que le chambre antérieure conserve sa capacité normale. En outre, il n'est nullement démontré que la quantité de l'humeur aqueuse qui traverse la cornée soit en relation avec l'état hygrométrique de l'atmosphère. C'est par la sécrétion conjonctivale que nos yeux s'harmonisent avec cet état hygrométrique.

Concluons donc que l'état de l'atmosphère n'exerce aucune influence sur la courbure de la cornée.

Réfraction dynamique. — L'œil jouit de la propriété de voir les objets à des distances variables. Cette propriété, qui constitue la réfraction dynamique, a reçu aussi le nom d'*accommodation*. A quelques auteurs près, tous attribuent cet acte physiologique à des modifications survenant dans certaines parties de l'œil : la cornée, l'iris, le cristallin. Nous n'avons à nous occuper ici que de la cornée, puisque c'est dans les variations de courbure de cet organe que quelques auteurs ont cru trouver la cause de l'accommodation.

Les travaux de Képler, Scheiner et Pemberton avaient fait placer le siége de l'accommodation dans le cristallin. Jurin attribua cet acte à la cornée et au cristallin : à la cornée quand il s'agissait de voir les objets rapprochés, et au cristallin pour la vision des objets éloignés. « Lorsque nous regardons, dit-il, ces objets de plus près, je crois que le grand anneau musculeux de l'iris se resserre, ce qui rend la cornée plus convexe et la première réfraction des rayons plus grande ; cet effet compense la trop grande divergence qui vient de la proximité de l'objet. » (*Physique* de Nollet, vol. 545, Paris, 1870.) Nollet, Guérin, Deshais-Gendron acceptèrent cette théorie, ainsi que Taylor. L'hypothèse de Jurin, comme le fait remarquer Sprengel, n'avait pas l'anatomie pour fondement.

En 1709, Brisseau plaça le siége de l'accommodation un peu partout, dans la cornée, l'iris et le cristallin. Pour lui, la convexité de la cornée diminuait sous l'influence des muscles. « Ces muscles, dit-il, embrassant toute la rondeur du globe de l'œil, forment, au milieu de leur longueur, un coude vers lequel, par leur raccourcissement, ils tireront la cornée dans toute sa circonférence et par conséquent la rendront moins convexe. » (*Loc. cit.*, p. 75.)

D'après Olbers, Lobé fut le premier qui crut apercevoir un changement dans la courbure de la cornée. Olbers ne fut pas aussi heureux. Il avoue que, sur le vivant, il n'a jamais pu observer le moindre changement dans la cornée, et cependant il avait donné des chiffres qui auraient pu lui permettre facilement d'observer ce changement, si ces chiffres avaient été exacts. Dans quatre cas, Olbers signale la distance de l'image à la cornée et calcule quel serait le rayon de courbure de la cornée pour que la vision fût distincte. Voici les chiffres qu'il donne (pages 5 et 32) :

Distance de l'objet.	Distance de l'image à la cornée.	Rayon de la cornée.
Infinie..................	0,8997	0,333
27 pouces............	0,9189	0,321
8 pouces.............	0,9671	0,303
4 pouces.............	1,0426	0,273

Pour Brisson (*loc. cit.*, p. 312), la cornée devient plus ou moins convexe sous l'influence des muscles. Les muscles droits l'aplatissent, ce qui a lieu dans la vision des objets éloignés; les muscles obliques produisent l'effet contraire, ce qui facilite la vision des objets rapprochés.

Si Olbers déclarait n'avoir pu constater sur le vivant les changements de la cornée pendant l'accommodation, Home, Englefield et Ramsden prétendirent avoir observé avec certitude un changement. Voici comment ils procédaient : « Dans une entaille faite à une planche solide, ils fixaient, autant que cela pouvait se faire, la tête d'une personne douée d'une bonne accommodation ; sur la planche, à une petite distance de l'œil, on avait placé, pour servir de point de fixation, un écran percé d'une petite ouverture ; par côté et sur la même planche était un microscope mobile, au moyen duquel on pouvait observer la courbure antérieure de la cornée. Le microscope était pourvu d'un micromètre oculaire. Dans la vision rapprochée, la cornée paraît se bomber plus fortement et l'on crut constater que son sommet avançait de 1/800 de pouce anglais. » (*Optique physiol.* de Helmholtz, p. 165.) Maunoir accepte la théorie de Home. (*Mémoire sur l'ajustement de l'œil aux différentes distances. Archives d'ophthalmologie*, VI, 8.)

Pour prouver que la faculté accommodatrice de l'œil réside dans la cornée, de Condé signale les faits suivants : « Rien de plus facile que d'augmenter la convexité de la cornée. Si, à travers un anneau moins large que le globe de l'œil, on cherche à l'y faire pénétrer par la face cornéenne, on remarque que la partie de l'œil qui s'enfonce dans l'anneau prend la forme d'une courbe appartenant à une sphère plus petite qu'auparavant. Nul doute que les muscles de l'œil, par leur contraction, n'amènent des résultats semblables. Il suffit, pour s'en convaincre, d'examiner attentivement une foule de borgnes dont l'œil perdu a diminué de volume. Bien que les muscles soient dans un état de repos par suite de l'inaction de l'œil, ils y sont logés généralement dans de profonds sillons. » (*Annales d'oculistique*, t. X, 234.)

Pour démontrer que la cornée joue le principal rôle dans l'accommodation, M. Foltz a institué l'expérience suivante : « Deux épingles de même hauteur sont placées sur un plan horizontal à des distances inégales. Quand on fixe une de ces épingles, l'autre devient nébuleuse, et si, alors, on tire légèrement en dehors la paupière supérieure, en appliquant le doigt sur le rebord orbitaire au niveau de la commissure extérieure, l'épingle qui paraissait nébuleuse devient nette et celle qui paraissait nette devient trouble. » (*Gazette médicale*, 1857, p. 154.)

Telles sont, à ma connaissance, les principales expériences qui ont été faites pour prouver que la courbure de la cornée varie dans l'accommodation; avant d'en examiner la valeur, signalons celles qui ont été faites pour démontrer que la cornée ne prend aucune part à cet acte physiologique.

La plus ancienne de ces expériences est celle de Young, qui était astygmatique. Voici comment il procéda : « Je prends dans un petit microscope botanique une lentille biconvexe de 8/10 de pouce de rayon et de distance façale, sertie dans une cuvette de 1/5 de pouce de profondeur. Après avoir garni le joint avec de la cire, je verse un peu d'eau presque froide, de manière à remplir la cuvette aux trois quarts, puis je l'applique contre mon œil. La cornée, arrivant à moitié de la profondeur de la cuvette, était surtout en contact avec l'eau; mon œil devient aussitôt presbyte, et le pouvoir réfringent de la lentille, qui est ramené par l'eau à environ 16/10 de distance focale, ne suffit pas pour remplacer la cornée, rendue inactive par l'intervention de l'eau; mais l'addition d'une seconde lentille de 5 pouces $^1/_2$ de distance focale, ramène mon œil à son état naturel et même un peu au delà. J'emploie alors l'optomètre et je trouve la même inégalité entre la réfraction horizontale et la réfraction verticale que sans l'eau, et j'ai, comme auparavant, dans les deux sens, un pouvoir d'accommodation équivalant à une distance focale de quatre pouces. » (*Optique phys.* d'Helmholtz, p. 155.)

Senff, Cramer, Helmholtz, etc., ont mesuré les images catoptriques fournies par la cornée pendant que l'œil regardait à des distances diverses, et ils n'ont constaté aucun changement apparent dans la grandeur de ces images, ce qui démontrait que le rayon de courbure de la cornée n'avait éprouvé aucune variation.

Examinons maintenant la valeur de ces diverses expériences.

Olbers a fait ses calculs en prenant pour point de départ les dimensions du globe oculaire données par Jurin, et les nombres donnés par Jurin laissent à désirer au point de vue de leur exactitude. Olbers a procédé de la façon suivante. Il a considéré l'œil comme formé de deux surfaces réfringentes, la cornée et le cristallin; puis, tenant compte de la distance qui sépare ces deux organes, ainsi que de leur indice de réfraction, il a calculé, à l'aide des formules connues, à quelle distance de la cornée se formerait l'image d'un objet situé à quatre, douze, vingt-sept pouces et l'infini. Cette distance de l'image à la cornée étant obtenue, il a recherché les modifications que devait éprouver le rayon de la cornée pour que l'image fût toujours placée sur la rétine. Dans cette manière de procéder, rien ne justifie le choix d'Olbers, il pouvait tout aussi bien supposer que c'était la courbe du cristallin qui se modifiait et faire ses calculs aussi bien pour le cristallin que pour la cornée. Le point de départ d'Olbers est erroné, les chiffres qu'il emprunte à Jurin laissent à désirer. Étant donnée une image produite par la réfraction des rayons à travers divers systèmes cintrés, on peut toujours admettre et démontrer que la position de cette image sera modifiée suivant que l'un ou l'autre des deux systèmes modifie ses rayons de courbure. C'est pour cette raison qu'il faut rejeter les conclusions de cet auteur qui, ainsi que nous l'avons dit, déclare n'avoir jamais pu observer sur le vivant de changement dans la cornée pendant l'accommodation de l'œil aux diverses distances.

Les expériences faites par Home ont été reprises par de Haldat et Hueck, qui n'ont jamais pu constater que la cornée subit des modifications de courbure pendant les efforts de l'accommodation. Les expériences de Hueck sont très-concluantes, car il s'est placé dans les mêmes conditions que Home. De prime abord, Hueck obtint les mêmes résultats que Home, mais il ne tarda pas à découvrir que les mouvements inspiratoires occasionnaient des balancements réguliers de la tête. Aussi, dès que Hueck fit arrêter la respiration, les oscillations du sommet de la cornée cessèrent. Burow et Valentin répétèrent ces expériences de Home et sont arrivés au même résultat que Hueck. Les expériences de Home ne peuvent donc être invoquées pour démontrer que la cornée subit des variations de courbure dans l'acte de l'accommodation.

Que dire des assertions émises par de Condé? Qu'avec violence, on fasse passer un œil au travers d'un anneau, qu'un œil atrophié soit déformé, cela peut-il prouver qu'un œil sain soit soumis aux mêmes influences? Si, pendant l'acte de l'accommodation, les muscles exerçaient une violente compression sur le globe, la cornée deviendrait opaque.

Les expériences de M. Foltz ne démontrent pas directement que la cornée subisse des modifications pendant l'acte de l'accommodation. La pression que subit le globe oculaire par les tractions faites sur la paupière supérieure a pour effet premier de diminuer le diamètre de la pupille, etc., et ainsi se trouve introduit dans cette expérience un nouvel élément qui a son importance. M. Foltz, qui croit qu'une cornée invariable dans sa courbure priverait presque entièrement l'œil de la faculté d'accommodation, a repris l'expérience de Young, et déclare que, dans ce cas, toute accommodation est anéantie, ce que n'avait pas observé Young.

Les expériences les plus probantes sont celles qui ont été faites par la mensuration des images catoptriques de la cornée. On pourrait leur objecter celle de Förster. (*Annales d'ocul.*, LIV, 84.) Mais ces expériences ne s'adressent qu'à des cornées pathologiques, c'est pour cela que je me borne seulement à les mentionner.

« Quelques anciens observateurs, qui ne disposaient que de moyens de recherche peu exacts, ont cru, dit Helmholtz, constater des changements de courbure de la cornée. Des mensurations plus récentes et plus exactes de cette courbure, faites à l'aide des images catoptriques, ont démontré qu'il ne se produit pas de semblables changements. Ces mesures ont été prises par Senff, par Cramer et par moi. L'ophthalmomètre permet d'exécuter ces expériences avec une exactitude telle que des variations de 1/200 dans la grandeur du rayon seraient perceptibles, tandis que si l'accommodation était produite par un changement de courbure de la cornée, pour faire alterner la distance visuelle entre cinq pouces et une distance infinie, il faudrait un changement de 6^{mm}8 à 8 millimètres dans le rayon de courbure. Je trouvai invariablement des résultats négatifs. » (*Loc. cit.*, p. 154.)

Les résultats signalés par Helmholtz ont été obtenus par d'autres observateurs, et aujourd'hui il est généralement admis que la cornée reste invariable pendant l'accommodation.

Réfraction statique. — C'est dans les variations de courbure de la cornée, que la plupart des auteurs ont cru trouver l'une des causes les plus ordinaires de la myopie et de l'hypermétropie. Presque tous les ouvrages anciens signalent la trop grande courbure de la cornée comme une cause de myopie.

Cette opinion, qui a été généralement acceptée pendant des siècles, est aujourd'hui vivement controversée depuis les travaux de Donders. « La mensuration du rayon de courbure de la cornée, faite, dit Donders, à l'aide de l'ophthalmomètre d'Helmholtz, sur deux cents yeux tant emmétropes que fortement amétropes, a montré que la valeur de ce rayon est à peu près la même chez les amétropes et les emmétropes. On a trouvé les moyennes suivantes :

	Hommes	Femmes
Emmétropes	7,785	7,719
Myopes	7,874	7.867
Hypermétropes	7,960	7,767

La cornée n'est jamais la cause pas plus de la myopie que de l'hypermétropie, si ce n'est à la suite d'altérations pathologiques. » (*Annales d'oculist.*, t. LIII, p. 100.)

Dans le *Traité des maladies des yeux* de de Wecker nous trouvons les lignes suivantes, traduites de l'ouvrage de Donders sur les anomalies de la réfraction : « Il est clair que lorsque toutes les parties de l'œil restent les mêmes et que la cornée est plus convexe, il y a myopie. Jusqu'à ces dernières années, la myopie était attribuée, pour cette raison, à une plus grande convexité de la cornée. Nos mensurations ont cependant amené le résultat inattendu que généralement les myopes ont la cornée moins convexe que les emmétropes, et nous pouvons ajouter que la cornée est spécialement aplatie dans les plus hauts degrés de myopie. »

L'opinion de Donders est devenue l'opinion générale, elle a été acceptée par Helmholtz, Soelberg Wells, Meyer, etc. Kaiser admet cependant que, chez les myopes, la cornée est plus bombée et se rapproche davantage de la forme sphérique. (*Annales d'oculist.*, t. LVIII, p. 167.)

En France, M. Fano admet que la cornée est plus bombée chez le myope et peut-être plus aplatie chez les hypermétropes. Chez ces derniers, « il est possible, dit-il, que la cornée soit moins convexe que dans un œil emmétrope, que ce changement de courbure dépende d'une modification survenue dans la nutrition de cette membrane, ou qu'il résulte de ce que la cornée est moins pressée d'arrière en avant, par suite d'une diminution dans la quantité d'humeur aqueuse et d'humeur vitrée. » (*Maladies des yeux*, t. II, p. 570-575. Paris, 1866.)

L'opinion de Donders est acceptée dans le *Traité de pathologie* de Follin et Duplay, à l'article des anomalies de réfraction. « On a cru pendant longtemps que ces anomalies provenaient principalement des changements de courbure de la cornée et du cristallin ; mais Helmholtz, en inventant l'ophthalmomètre, instrument qui permet de mesurer directement les rayons de courbure de ces surfaces, a donné le moyen de constater mathématiquement leur fixité presque constante. » (P. 444.)

« Il a été établi, au moyen de l'ophthalmomètre d'Helmholtz, que la cornée et le cristallin ont les mêmes courbures dans l'œil myope que dans l'œil normal ou emmétrope. Il faut donc abandonner l'idée ancienne qui représentait la myopie comme liée à un changement de courbure des surfaces réfringentes. » (P. 448.)

Cependant, quand on examine un œil fortement myope, on remarque que la chambre antérieure est plus grande qu'à l'état normal, ce qui est admis par tous les auteurs, et de plus on a la sensation d'une cornée plus bombée. Cette sensation n'est-elle qu'une illusion d'optique? M. Miard a donné de ce phénomène l'explication suivante :

« On ne peut soupçonner la cornée. Elle a été trop souvent mesurée. Knapp, dans ses recherches, a constaté que sa courbure n'était pas exagérée. A ce point de vue, les résultats ont toujours été les mêmes. Il y a plus, on peut affirmer que le miroir de l'œil est particulièrement aplati dans le cas de miopie forte. Cependant, en apparence, la cornée des myopes semble réellement plus convexe que chez les presbytes, les hypermétropes et même les emmétropes. Deux raisons principales expliquent cette erreur fréquente de l'observateur : c'est, d'une part, son éloignement central de l'iris et du cristallin dans la constitution oculaire myopique accentuée; d'autre part, la saillie ordinaire que le globe présente dans cette sorte d'amétropie. » *(De l'amétropie,* p. 2. Paris, 1872.)

Les chiffres obtenus par M. Donders et que nous avons cités, nous paraissent contradictoires. Chez les femmes myopes, il a obtenu un rayon ayant 7,867, tandis qu'il était de 7,767 pour les hypermétropes du même sexe. Dans ces cas, le rayon de la cornée de l'œil myope est plus grand que celui de l'hypermétrope. Mais il n'en est pas de même pour les résultats qu'il a obtenus chez les hommes. Ici c'est tout l'inverse, le rayon de la cornée de l'œil hypermétrope est le plus grand; 7,960 pour l'œil hypermétrope et 7,894 pour l'œil myope.

M. Donders a pratiqué les mensurations de la cornée à l'aide de l'ophthalmomètre d'Helmholtz. Récemment, Mandelstamm et Schöler ont pratiqué des mensurations avec le même instrument, mais en adoptant, sur le conseil d'Helmholtz, un nouveau dispositif pour éviter les incertitudes et les difficultés de l'emploi de cet instrument. Voici les chiffres qu'ils ont obtenus : rayon de la cornée, œil myope, 7 3408, œil hypermétrope, 7,785. (*Ann. d'oculistique*, t. LXX, p. 178.) Ici, la différence est nettement tranchée, la cornée de l'œil myope est celle dont le rayon est le plus court et, par suite, la cornée était plus bombée dans le premier cas que dans le second.

La question de l'influence de la courbure de la cornée dans la réfraction statique ne nous paraît pas suffisamment élucidée. Il y aurait lieu d'instituer de nouvelles mensurations en prenant pour point de départ, non point comme l'a fait Donders, le rayon de la cornée qui correspond à l'axe visuel, mais le rayon qui coïncide avec l'axe de la cornée; dans ce cas, on arriverait peut-être à des résultats autres que ceux qui ont été obtenus.

Axe

Quelle est la position de l'axe de la cornée? Le milieu de la face antérieure de la cornée peut être considéré comme le point où viendrait se terminer le grand axe de l'ellipsoïde formé par la cornée. Cet axe coïncide généralement avec l'axe optique. En est-il de même avec l'axe visuel?

Aguilon considérait l'œil comme un organe parfaitement centré. Pour lui, les centres de toutes les tuniques et de tous les milieux réfringents étaient situés sur une même ligne droite. Il regardait cette disposition comme indispensable à l'exercice de la vision (I. 8).

Maître-Jan admit que l'axe de la cornée devait coïncider avec l'axe visuel, sinon, il y avait strabisme. Cette étiologie du strabisme fut admise par Boerhaave et Porterfield, mais elle fut révoquée en doute par Deshais-Gendron et par Plenck, et niée avec juste raison par Boyer.

En 1819, Chossat constata sur l'œil du bœuf que l'axe de la cornée formait un angle avec l'axe apparent. En 1839, Ender fut plus explicite. Il déclara que chez presque tous les animaux, la ligne qui passe par le centre de la cornée fait avec l'axe visuel un angle qui varie suivant les espèces animales. (*De horoptere et strabismo,* Berlin.)

Senff est le premier qui, en 1846, calcula la valeur de cet angle sur l'œil humain. Il constata que l'axe de la cornée formait avec l'axe visuel un angle qu'il désigna sous le nom d'angle α, et qu'il évalua dans trois cas, à 1°6, 2°7, 3°6. Helmholtz donne les chiffres suivants : 4°19', 6°43' et 7°35', et il dit que « la ligne visuelle se trouve du côté nasal de l'extrémité antérieure du grand axe de l'ellipsoïde cornéen. » (*Loc. cit.*, p. 14 et 15.) Dans la disposition de son Œil schématique, M. Giraud Teulon admet 5° comme moyenne.

Donders (*An. d'Oc.*, LIII, 120) et Mandelstamm (*An. d'Oc.*, LVIII, 77) ont indiqué les moyens d'obtenir la valeur de cet angle. Ces deux procédés ont le même point de départ, en ce sens qu'ils placent tous deux le sommet de l'angle au centre de rotation de l'œil. D'après Mauthner, le sommet de l'angle coïncide avec le point focal. (*An. d'Oc.*, LXIII, 285.)

Woinow admet deux angles : l'un α, formé par l'axe de la cornée et par l'axe visuel, et l'autre γ, formé par l'axe visuel et par le rayon de la cornée qui passe par le milieu de la base de la cornée. Pour lui, ces deux angles ont une valeur différente. L'angle α change pendant l'accommodation, et l'angle γ est en relation avec la réfraction et la position des yeux. (*An. d'Oc.*, LXIV, 248.)

L'angle α, variant pendant l'accommodation, n'est pas un angle constant. En effet, le côté de l'angle formé par l'axe de la cornée varie dans sa position, tandis que le côté formé par la ligne visuelle varie dans son inclinaison. La mesure de cet angle n'est donc pas possible, comme le dit fort bien Hugo Gerold. (*Die ophthal. physick.*, Vienne, 1870, t. II, p. 159.)

Reste l'angle que Woinow a désigné sous le nom d'angle γ. Cet angle est celui qui a servi de point de départ aux études de Donders, ainsi qu'il l'a reconnu lui-même à la Société ophthalmologique d'Heidelberg.

L'angle γ varie suivant la puissance réfractive de l'œil. Il est plus grand chez les hypermétropes que chez les emmétropes ; c'est l'inverse chez les myopes. « C'est pourquoi, dit Donders, les individus dont les lignes visuelles ont la direction convenable, paraissent avoir un strabisme convergent, s'ils sont myopes, et un strabisme divergent, s'ils sont hypermétropes. »

C'est sous l'influence de valeur de cet angle γ que la pupille paraît excentrique, si on la considère par rapport au centre de la face antérieure de la cornée. C'est aussi dans les rapports entre cet angle et l'angle du segment du cercle parcouru par les lignes visuelles, lorsqu'on les amène de la position du parallélisme à la position convergente, que Mannhard a cru trouver des causes de strabisme dans l'amétropie.

Bordeaux. — Imp. Duverdier et Cie (DURAND, directeur), rue Gouvion, 7.

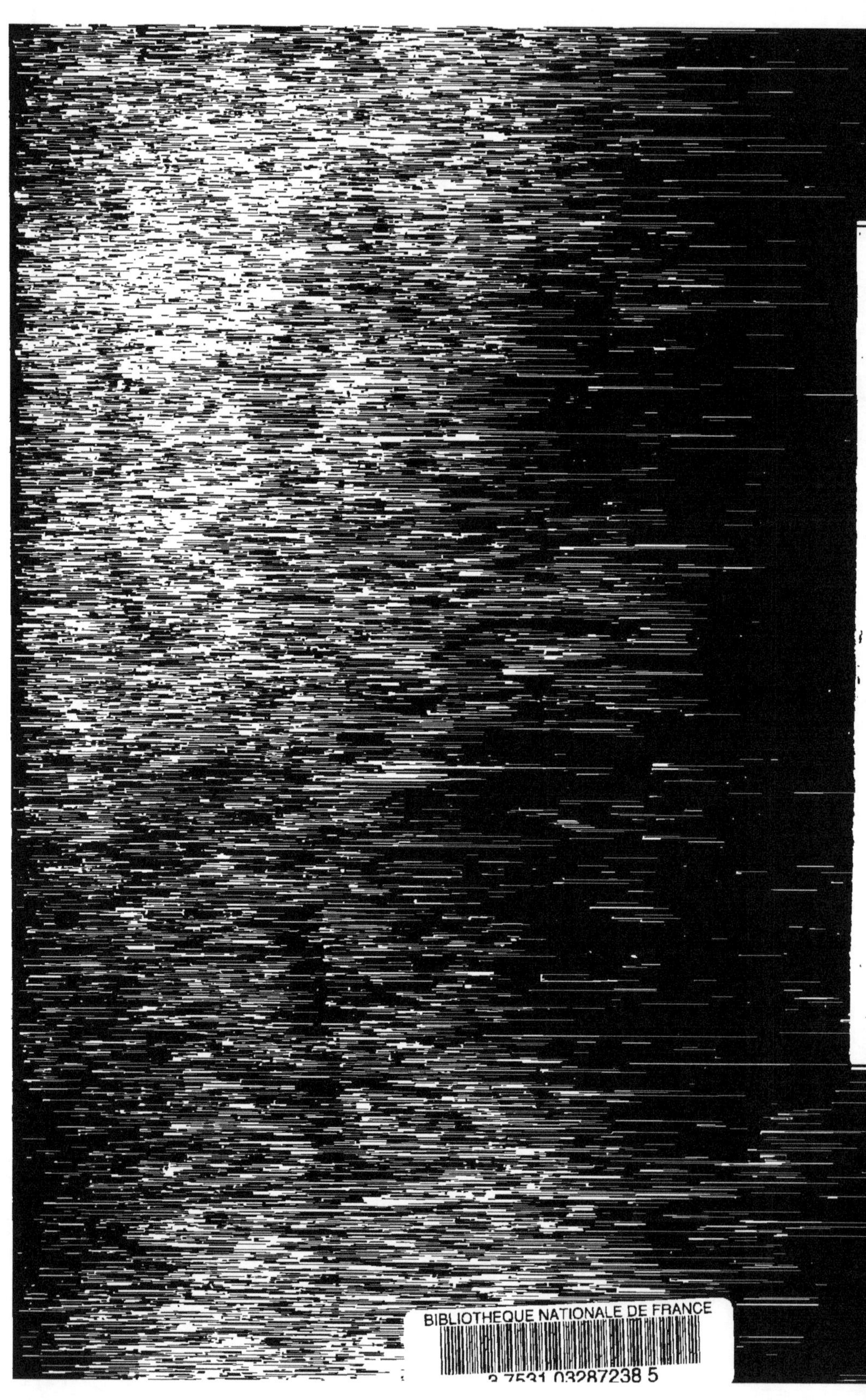

www.ingramcontent.com/pod-product-compliance
Ingram Content Group UK Ltd.
Pitfield, Milton Keynes, MK11 3LW, UK
UKHW020354250726
13967UKWH00005B/2279